BIBLIOTHÈQUE PATRIOTIQUE

LA FRANCE

ET

SES MÉDECINS

PAMPHLET

PAR

JEAN-JACQUES DAUPHIN

PARIS ET DÉPARTEMENTS

Chez tous les Libraires

1872

Prix : 20 centimes

LA FRANCE

ET

SES MÉDECINS

La France est assise sur un trône ombragé d'un dais. Elle est armée de toutes pièces, mais son armure, faussée en maint endroit, ne témoigne que trop des terribles combats par où elle vient de passer. Elle porte le deuil de l'Alsace-Lorraine, ainsi que de ses nombreux enfants dont les os blanchissent sur vingt champs de bataille. L'embonpoint morbide que naguère elle avait, a fait place à un état plus normal ; elle est pâle et souffre encore, mais sans affaissement, et le feu de ses prunelles dit assez que sa vigueur native ne l'a point abandonnée.

Des fanfares assourdissantes remplissent l'air ; ce sont les trompettes des prétendants à la couronne qui proclament à l'envi les drogues qui doivent sauver l'auguste malade. La France impatientée porte les mains à ses oreilles ; ce tintamarre la fatigue dans l'état souffrant où elle se trouve ; les vendeurs d'orviétan politique n'en continuent pas moins de souffler à pleins poumons dans le cuivre de leurs instruments.

Tout autour, dans le lointain, s'aperçoivent les puissances, dans des attitudes et avec des expressions diverses, jetant par intervalles leurs regards sur les faits et gestes de leur voisine. Grasse à lard, la trogne enluminée, la lèvre épaisse et pendante, la blonde Albion est assise sur des sacs de guinées devant une table sur laquelle gisent les reliefs d'un énorme quartier de bœuf et d'un plum-pudding à l'avenant. Un pot de bière de dimensions rabelaisiennes reçoit ses fréquentes accolades ; chaque fois elle fait claquer ses lèvres, et ce faisant, expose deux rangées de dents d'assez belle venue pour meubler les mandibules de Gargantua. Un sourire de béate satisfaction se joue sur sa face, en dépit de l'empreinte encore visible des soufflets que la Prusse et la Russie lui ont tour à tour infligés. Confiante dans sa position insulaire, elle s'engraisse dans une sécurité parfaite, et regarde les autres nations du globe avec cette infatuation d'elle-même que rien ne saurait troubler. Sa cuirasse, rendue gênante par l'excès d'embonpoint, se trouve débouclée, et son casque posé sur la table tient compagnie au pot de bière. Les rares œillades qu'elle jette sur la France ont une expression d'orgueilleuse et fausse pitié.

D'un autre côté, se voit la Prusse, dont les yeux ruissellent de jubilation triomphante et de cupidité ! Elle vient de compter les centaines de millions que lui a payées la France, et paraît en attendre d'autres avec une impatience non dissimulée. En ce moment, d'une main, elle est en train de remonter une magnifique pendule, enlevée dans quelque razzia, et, de l'autre, elle tient une verge dont elle menace tour à tour la Bavière, Bade, la Saxe et ses autres vassales allemandes, pour peu qu'elles fassent mine de se rebiffer. Ses vêtements tout flambants neufs, portent le cachet de manufactures françaises ; au contraire de la France, elle ceint une panoplie complétement réparée, où l'œil ne saurait découvrir le plus petit défaut. Chose à noter, elle s'est visiblement engraissée depuis la guerre ; les millions français ont produit cet heureux résultat, et promettent, avec le temps, de lui faire un ventre des plus respectables. Grand bien lui fasse !

L'Autriche est dans une attitude inquiète, et semble ne pas savoir sur quel pied danser.

Décidément sympathiques sont les regards

que la Suisse et la Belgique attachent sur la convalescente.

L'Italie reluque amoureusement ses nouveaux alliés teutons, non, pourtant, sans jeter de temps à autre un coup d'œil de regret sur son ancienne amie.

La physionomie de l'Espagne exprime une curiosité qui n'est pas dénuée de sympathie pour sa sœur néo-latine.

A ce moment redoublent les taratantara et les clameurs des Sangrados politiques. La France, qui a paru jusque-là dans une attitude pensive, relève la tête brusquement et s'écrie :

—Encore et toujours cet infernal vacarme ! Eh quoi ! ne pas me laisser un instant la tranquillité dont j'ai si grand besoin pour recouvrer mes forces. Voilà, par Dieu ! de bien étranges sauveurs qui me tueraient plutôt que de laisser à ma forte nature le soin de ma guérison ! Comme si je ne les connaissais déjà ! Que ne me sauvaient-ils quand ils m'avaient entre leurs mains...... !

Elle fait une pause, puis elle reprend :

—Néanmoins, il ne sera point dit qu'en cette extrémité, j'aie négligé même les plus minces chances; car, après tout, qui sait ? peut-être le malheur, l'expérience, la réflexion, l'étude ont pu les mener à quelque précieuse découverte, à quelque traitement efficace..... Examinons leurs titres, une fois encore, et analysons les nouveaux médicaments qu'ils peuvent avoir à m'offrir. D'ailleurs, il se fait temps d'en finir et de faire cesser un état de choses aussi peu normal. Cette république d'où l'on prétend exclure les républicains, et où les monarchiens de toutes les couleurs sont de préférence admis, est une chose par trop baroque. Fusion, infusion, confusion, tiraillements, chamaillis, c'est, en vérité, la cour du roi Pétaud, où l'on s'agite beaucoup et où rien ne se fait. N'était-ce donc pas assez, hélas! d'être vaincue, sans m'exposer encore à être la risée de l'Europe ! Mieux vaudrait peut-être me livrer à tout hasard, à l'un de ces prétendants que d'être en proie aux déchirements de tous ces Messieurs à la fois. Allons! tranchons, une bonne fois pour toutes, le nœud de la situation.

Elle fait un geste impératif du côté où résonnent les fanfares, et le défilé commence.

Voici d'abord s'avancer un homme d'une cinquantaine d'années. A son air grave et austère, au long chapelet à gros grains suspendu à son col, au mouvement de ses lèvres marmottant des prières, on serait tenté de le prendre pour un moine de bonne maison.

Attaché à une hampe dorée, flotte un grand drap blanc qui ressemble pas mal à un linceul récemment exhumé. C'est l'aimable Veuillot qui porte cette bannière moisie. Un garçonnet bien frais et bien rose, revêtu d'une façon de camisole blanche, marche à son côté, tenant à la main un vase rempli d'un certain liquide où trempe quelque chose comme un goupillon.

Porté sur un char tout tendu de blanc, un grand orgue d'église joue l'air bien connu d'un cantique de la Restauration :

Autrefois, Seigneur, sans alarmes,
De tes lois je goûtais les charmes, etc.

Dans les intermèdes, le *Figaro* proclame les mérites et vertus incomparables de la branche aînée des Bourbons. Le farceur rit dans sa barbe, comme s'il ne croyait pas un mot de ce qu'il dit.

Nombreuse armée de jésuites de longue et de courte robe, manœuvrant sous le commandement en chef de Monseigneur Dupanloup.

Tout cela exhale une forte odeur de sépulcre.

Le personnage de cinquante ans n'est autre que l'enfant du miracle, Henri V, le roi des revenants par excellence.

Arrivé en face de la France, il salue d'un geste empreint de noblesse et de dignité, à la manière des chevaliers du moyen âge. La France lui rend son salut d'un air légèrement narquois.

— Quels sont vos titres à ma confiance, monsieur de Chambord?

— Mes titres, madame, sont inscrits dans le Grand-Livre.

—Quel grand livre, s'il vous plaît? il y en a tant de grands-livres; il n'est si petit épicier de France et de Navarre qui n'ait le sien.

—Il n'en est qu'un, madame, un seul, celui des archives célestes! (Il fait un geste vers le firmament.) C'est là qu'est inscrit, en caractères indélébiles, l'acte par lequel Dieu octroya la France aux rois de ma race, de père en fils, à perpétuité.

— Diantre! à ce compte-là, je vous appartiendrais corps et âme, de par la grâce de Dieu?

— Vous l'avez dit.

— Encore faudrait-il des preuves de cet acte de donation. Vous-même l'avez-vous vu?

— Non.... mais....

— En avez-vous, au moins, un extrait dûment signé par le notaire céleste?

— La religion, le pape, les prêtres... tout...

— Excellente chose est la religion, demeurant à sa place et pratiquée sincèrement; gens très-respectables peuvent être le pape et les prêtres, ne sortant point de leurs attributions propres. Mais, de me livrer à vous sans réserve, tout bonnement sur la foi de ces messieurs, par les cornes du diable! il faudrait, pour cela, que je fusse folle ou idiote. Cette sottise-là, je l'ai faite, autrefois, dans ce bon vieux temps où les prêtres, forts de mon ignorance, me menaient par le bout du nez; mais, depuis lors, Voltaire a promené sa lanterne sur leurs manœuvres souterraines, et a mis à découvert toutes les ficelles, grandes et petites, qui faisaient mouvoir les marionnettes. Vous êtes en train de rêver, monsieur de Chambord; frottez-vous les yeux; les temps sont changés, et nous avec eux.

« *Tempora mutantur, et nos mutamur in illis.* »

— Ventre-saint-gris! La religion, le pape, le clergé, toutes institutions sacro-saintes, ne changent point, et sont comme Dieu même.

— Ah! oui, la papauté; eh bien! parlons-en un peu, puisque vous y tenez. Le pape, il m'en souvient, jadis, toujours dans ce bon vieux temps, s'amusait à distribuer des couronnes, et le plus beau, c'est qu'on le laissait faire, tout comme si l'Éternel les eût octroyées de ses propres mains. Mais, voyez combien sont changés les temps, et avec les temps, la papauté. Le pape n'a pas su conserver sa couronne à lui, cette couronne dont lui avait fait cadeau un roi de France, Pépin le Bref, si j'ai bonne mémoire, et qui vient de lui être enlevée par un roi d'Italie. Quand on s'arroge le droit de conférer des couronnes, c'est la moindre des choses, ce me semble, que l'on sache conserver la sienne.

Ici, sur un signe de Veuillot, le chérubin en camisole blanche fait mine de jeter quelque chose au visage de la France, qui l'arrête d'un geste.

—Qu'avez-vous dans ce vase? demande-t-elle à Chambord.

— La panacée de tous les maux qui affligent notre pauvre humanité.

— Mais encore, quel nom a-t-elle, cette merveilleuse panacée?

— C'est de l'eau sainte, de l'eau b...

— De l'eau bénite!... Mais, de grâce, qu'a votre eau bénite à faire céans?

—C'est pour vous, madame, c'est pour mettre en fuite le malin esprit qui vous possède.

—Ah! çà, est-ce que j'aurais le diable au corps, par hasard? Et comment l'appelez-vous, s'il vous plaît, ce diablotin-là, car il y en a tant et plus; leur nom est Légion : « *Nomen est Legio.* »

— Un des plus malins, la cause de tous vos

crimes et de tous vos malheurs, le démon de la démocratie, puisqu'il faut l'appeler par son nom.

—Sur mon âme! je ne m'en serais pas doutée. A votre dire donc, ce serait le démon de la démocratie qui aurait causé la guerre des Albigeois, le massacre de la Saint-Barthélemy, la guerre de la Fronde, celle de la Ligue, toutes les persécutions religieuses, la révocation de l'édit de Nantes, les Dragonnades, les deux Terreurs blanches, et autres atrocités qui, tour à tour, m'ont déchiré et ensanglanté le sein! Ce serait encore ce démon-là qui aurait causé mes écrasantes défaites à Crécy, Poitiers, Azincourt, Pavie, Malplaquet, Ramilly, Rosbach, tous champs de bataille néfastes, où j'ai failli rendre l'âme! Et cette honteuse paix de Brétigny, et cette non moins honteuse paix de Madrid! Et les dix-neuf vingtièmes de mon territoire entre les mains des Anglais, sous le roi Charles VII! Et mes champs dévastés; mes villes pillées, saccagées; mes pauvres chers enfants réduits à la plus lamentable misère, tout cela par l'incurie, l'ambition, les vices et les crimes de vos aïeux, Louis XIV et Louis XV. Par Dieu! si je n'en suis pas morte, c'est que j'ai l'âme chevillée dans le corps. Ah! monsieur de Chambord, vous me forcez à évoquer de bien poignants souvenirs. N'étaient-ce donc pas assez des cruelles blessures qui saignent à cette heure, et fallait-il encore rouvrir ces anciennes plaies que la main du temps avait cicatrisées! Tenez, cela me fait revenir à l'esprit qu'un roi bourbon, Louis XVI, pactisait avec la Prusse et entretenait avec elle une secrète correspondance, pour lui faciliter l'invasion de mon territoire. Cela me rappelle encore la vieille noblesse servant dans les rangs étrangers et portant contre moi des armes parricides; enfin, par deux fois, en 1814 et 1815, votre famille rentrant chez moi à la traîne des hordes ennemies, et ses partisans affichant une joie criminelle à la face de mes désastres et de mon humiliation. Et aujourd'hui même, n'est-ce pas, en quelque sorte, à la suite des armées prussiennes, après les plus effroyables calamités, le plus humiliant traité et le plus onéreux, que vous venez revendiquer ce qu'il vous plaît d'appeler l'héritage de vos pères? C'est triste, n'est-ce pas? triste, bien triste.

Mais, assez de ces navrants souvenirs; parlons du présent, et voyons ce que vous pouvez faire pour moi en cette extrémité. Ce qu'il me faut, à cette heure plus que jamais, c'est un gouvernement qui travaille à la régénération de mes fils, un gouvernement qui les développe physiquement, moralement, intellectuellement, qui les rende capables d'arracher l'Alsace-Lorraine aux Prussiens et de me replacer au rang qui m'est dû parmi les nations. Croyez-vous pouvoir accomplir cette grande et noble tâche, monsieur de Chambord ?

— Sans doute aucun, s'ils veulent se soumettre au régime salutaire que j'ai en vue.

—Quels sont ces moyens, s'il vous plaît ?

— La religion, ventre-saint-gris ! la religion, avant et par-dessus toute chose ; telle est la base inébranlable sur laquelle j'édifierai mon système gouvernemental, et sous peu, soyez assurée, madame, vous aurez des hommes capables de conquérir le monde.

— Encore la religion, et toujours la religion, vous ne sortez pas de là ; mais, de grâce, laissez là où elle doit être, la religion, et ne la mélangez pas ainsi à la sauce gouvernementale. Séparées et sagement comprises, ces deux choses peuvent amener des résultats heureux ; mais, mêlées, confondues l'une dans l'autre, elles font un gâchis qui ne vaut pas un zest.

— Ah ! voilà vos idées à la Voltaire ; cet endiablé philosophe a gâté tout ce qu'il y avait de bon en vous, et tant que vous n'aurez pas extirpé de votre sein jusqu'à son nom, le ciel vous abandonnera, comme une brebis galeuse, à la fureur de vos ennemis.

— Sur ce terrain-là, monsieur de Chambord, impossible de jamais nous entendre. Vous voulez à toute force m'enlever au septième ciel, et moi, je tiens à demeurer sur la terre, où je ne me trouve pas trop mal, en dépit de toutes mes infortunes. Voyons, morbleu! un effort sur vous-même; descendez de votre dada, et appelez à votre aide tout le bon sens pratique dont vous pouvez disposer. Consentez-vous à octroyer à mes enfants une constitution libérale, à la hauteur des progrès du siècle : liberté des cultes, liberté de la presse, liberté de rassemblement, et les autres?

—Dans mes manifestes, et, Dieu merci! j'en ai fait des manifestes, tous les doutes sur ce point sont éclaircis, et je m'y montre l'homme peut-être le plus libéral de France et de Navarre, libéral avec sagesse et mesure, s'entend, ainsi qu'il convient au fils aîné de l'Église. Ainsi, madame, vous pouvez être rassurée au sujet de la liberté.

—A vous parler franc, je suis devenue tant soit peu sceptique, monsieur de Chambord, et, par Dieu! ce n'est pas ma faute, ayant été dupée si souvent. De l'accomplissement de votre promesse, quelle garantie me donnez-vous?

— Ma parole royale, ma parole de chevalier français : un Bourbon jamais ne l'a violée.

— Charles X, sans parler des autres, a, d'un coup de plume, biffé cette charte qu'il avait solennellement juré de maintenir.

— Oh ! c'était pour la plus grande gloire de Dieu : « *Ad majorem Dei gloriam.* » Les choses du ciel ont le pas sur celles de la terre. Lorsque notre auguste fondateur, Henri de Bourbon, reçut des mains de Dieu la couronne, c'était sous la condition expresse de défendre sa religion sainte envers et contre tous.

— De façon que votre serment envers moi serait subordonné à ce que vous considérez être les intérêts de la religion ?

— Franchement, oui.

— Malepeste ! mais ces intérêts religieux pourraient nous mener à perte de vue, et avec une telle élasticité, il ne faudrait, certes, pas désespérer de voir à nouveau la Terreur blanche, la congrégation, les cérémonies expiatoires, les missions, les billets de confession, que sais-je, toutes les capucinades dont je fus surmenée de 1815 à 1830. Quelle séduisante perspective, en vérité ! Ce n'est pas avec des capucins, des buveurs d'eau bénite et des mangeurs de crucifix, que je pourrai reconquérir cette Alsace-Lorraine qui me tend lamentablement les bras. Un peu moins d'eau bénite, et un peu plus de maniement d'armes serait bien mieux mon affaire.

L'Éternel combattrait du côté de la France
Et nous assurerait l'éclatante vengeance!

Vous manquez de foi, madame, de cette foi vive qui transporte les montagnes.

—A merveille! monsieur de Chambord, avec de semblables notions, il va de soi que vous m'embarqueriez dans une sainte croisade pour rétablir le pape sur le trône de Rome.

— Je n'y vais pas par quatre chemins, je ferais justement comme vous le dites.

— A peine échappée d'un guêpier où j'ai failli laisser la vie, vous vous empresseriez de me fourrer dans un autre, pire que le premier. Encore une jolie perspective!

—C'est un roi de France qui a donné cette couronne au Saint-Père, c'est à un roi de France qu'il incombe de la replacer sur sa tête. Quelle sainte mission!

— Quelle sainte folie!

— (*A part.*) Hélas! elle est incorrigible.

— Déjà même l'idée seule a produit un fruit, pour moi bien amer: une de mes sœurs latines, l'Italie, voyant les ultramontains français se démener et prêcher la croisade en faveur du pouvoir temporel, l'Italie s'est jetée dans les bras des Teutons, ses ennemis séculaires. Que le diable pourfende ces Don Quichottes de la papauté! Eh! morbleu! s'ils sont si enragés pour se battre contre des moulins à vent, il y en a assez chez moi, Dieu merci! sans aller delà les monts rompre des lances contre ceux de ma voisine.

— (*A part.*) Quel langage blasphémateur!

—Encore une question, je vous prie, monsieur de Chambord. Sous quel drapeau comptez-vous me faire marcher?

— Le drapeau blanc, Pâque-Dieu! celui de Jeanne d'Arc et de François Ier. Ah! il est immaculé celui-là et ne connaît point la honte; un Bourbon jamais n'en aura d'autre.

—Pardon! monsieur de Chambord, m'est avis que vous confondez un peu les couleurs; autant que j'ai souvenance, l'étendard que portait cette noble et héroïque Pucelle était mi-partie rouge et or, comme l'indique le nom d'oriflamme; de plus, le drapeau des Valois, sauf correction, était vert. Le drapeau blanc est de plus fraîche date et fut, pour la première fois, arboré par Henri IV, le roi vaillant.

—En tout cas, ce drapeau-là jamais ne vous a fait venir la rougeur au front.

— Quant à cela, si vous fouilliez bien dans ses replis, peut-être trouveriez-vous de certains noms qui ne rappellent pas précisément des victoires. Vers la fin du règne de Louis XIV, par exemple, j'étais tout aussi malade, sinon plus qu'à ce jour. Mais passons sur ces misères. Vous vous cramponnez au drapeau blanc, et moi au tricolore, qui en vaut bien un autre. Encore un point sur lequel nous sommes en désaccord. Cependant, monsieur de Chambord, je dois vous rendre cette justice, que vous y allez à visage découvert, et que, dans mon esprit, votre probité ne fait aucun doute. Malheureusement, un parfait honnête homme peut fort bien, certaines circonstances données, se montrer roi parjure *consciencieusement;* ainsi fit Louis XVI de lamentable histoire, ainsi a fait plus récemment ce pauvre Charles X, et ainsi feriez-vous, monsieur de Chambord, de votre propre aveu.

Ma décision, je vous la ferai connaître après avoir entendu les autres compétiteurs. Ayez la bonté d'aller l'attendre un peu à l'écart.

Chambord, suivi de son drapeau blanc, va, d'un pas grave et mesuré, se placer à distance.

La France le regardant s'éloigner murmure entre ses dents :

— On n'est pas plus suranné que ce brave

Chambord; en vérité, il me rappelle ce bon Rip Van Winkle qui dormit vingt années pendant lesquelles s'opéra la révolution américaine, et qui, à son réveil, était aussi étranger aux affaires de son pays que s'il fût né aux antipodes. Je meure s'il ne figurerait pas à merveille au musée de Cluny ! Mais, de mettre une pareille antiquité sur le trône de France, Dieu m'en garde !

Pendant que le fils aîné de l'Église s'éloigne dans toute sa gravité monacale, un deuxième prétendant s'est mis en marche pour venir faire valoir ses titres à cette couronne tant convoitée. Différent est l'entourage, et différente la musique. Gros rentiers, fabricants, négociants, banquiers, agents de change, princes de la hausse et de la baisse, voilà le personnel, tous gens cousus d'or, et portant chacun à la main une sacoche remplie de pistoles. En investiguant un peu, on trouverait, parmi eux, plus d'un Shylock.

La musique, à laquelle on a mis une sourdine, est douce et insinuante comme le chant des sirènes; ses sons argentins chatouillent suavement l'oreille, et se frayent un chemin jusqu'au cœur avant même que l'on ait songé à s'en défendre. C'est la plus dangereuse des musiques, celle qui pousse à la plupart des crimes. *Quid non mortalia pectora cogis,* etc.?

En tête marchent deux personnages, dont l'un est arrivé à l'issue de l'âge mûr, et l'autre en a à peine dépassé l'entrée. Lequel des deux est le prétendant à la couronne? Vraisemblablement le plus jeune, car l'autre le conduit par la main et semble remplir auprès de lui les fonctions de mentor. Du reste, il n'importe guère, étant tous deux pétris de la même farine, de la farine d'Orléans.

Un Auvergnat, charpenté en hercule, emboîte le pas au plus âgé des deux personnages; il porte un grand sac vide sur lequel on lit : « Cent millions à restituer. »

Arrivés en face de la France, les deux personnages s'arrêtent et saluent, l'un toujours tenant l'autre.

— Je vous connais de vieille date, monsieur d'Aumale, dit la France, mais ce jeune homme qui paraît être sous votre tutelle, qui est-il, s'il vous plaît?

— Le comte de Paris, mon royal neveu, madame. Il était si jeune lorsqu'il fut obligé de fuir le sol natal, hélas! que vous n'avez plus souvenir de ses traits.

— En effet; pourtant le jour est encore présent à ma mémoire où la famille d'Orléans sauta par les fenêtres des Tuileries pour échapper au courroux du lion populaire. La gymnastique est une chose bien utile, même aux princes et surtout aux princes français, n'est-ce pas, monsieur d'Aumale?

Le duc perd un peu contenance, et voulant couper court à ce propos embarrassant :

— Pardon, madame, dit-il, nous parlerons affaires, si vous le voulez bien.

— Volontiers, mais lequel de vous deux est le prétendant, vous ou monsieur votre neveu?

—Mon neveu, madame, avec votre permission.

— Il m'a l'air un peu flegmatique pour régner sur des Français.

—Que voulez-vous? c'est l'influence du climat brumeux d'Albion ; l'air vivifiant du pays natal l'aura bientôt dégourdi.

— Je lui trouve aussi une physionomie teutonique, ce qui n'est pas précisément une recommandation à mes yeux.

— Sa mère était allemande, mais...

—Pardon !... est-ce que monsieur votre neveu ne pourrait pas parler pour lui-même? Il n'a pas desserré les lèvres depuis qu'il est là. Vous me paraissez faire comme Mentor qui prenait souvent la parole pour Télémaque, dans la crainte que son royal élève ne dît des sottises.

—Oh! non, madame. Seulement mon neveu est

un peu timide; et, en attendant qu'il s'enhardisse, je me suis chargé de plaider sa cause auprès de vous, si vous le trouvez bon. Mais d'abord vidons notre petite affaire personnelle entre vous et moi; cela fait, nous aurons l'esprit plus libre pour traiter la grande question.

Sur un signe du prince, l'Auvergnat se porte en avant et présente à la France le sac tout béant.

— Que veut dire cela, monsieur le duc?

—Vous n'avez sans doute pas oublié, madame, que ce polisson de Bonaparte m'a confisqué deux cent millions, quelque temps après son fameux coup de Jarnac. Eh bien! madame, je viens vous prier de m'en restituer la moitié, rien que la moitié, madame; je me contente de la moitié; vous voyez que je suis bon fils.

— Diantre! mais cent millions ne se trouvent pas dans le pas d'un âne. Et puis, c'est choisir un bien mauvais quart d'heure, monsieur d'Aumale; la dette prussienne a mis à sec mes finances; mes coffres sont vides; voyez plutôt.

Ce disant, elle désigne un coffre-fort veuf de ses millions.

— Qu'à cela ne tienne; votre crédit est encore des meilleurs, et ces messieurs qui m'accompagnent se feront un plaisir de vous prêter la somme moyennant un honnête intérêt.

— Ventrebleu! quelle soif de millions. Est-ce que vous ne pourriez pas m'accorder un peu de répit?

— C'est que les temps sont durs; il fait cher vivre, à l'heure qu'il est.

— Vous avez bonne grâce, ma foi! vous l'homme le plus riche de France. Cela me remet en souvenir que votre père, Louis-Philippe, était assez âpre à la curée. Un bon chien chasse de race, il paraîtrait. Mais, après tout, vos titres à cette somme ne sont pas des plus clairs, et il est bon que je les vérifie. Si, d'aventure, c'était une dotation faite à votre famille au temps où les rois se permettaient de vider mes poches pour remplir celles de leurs mignons! Ainsi, brisons là pour le moment..... Vous disiez donc que monsieur votre neveu que voilà aspire à devenir roi de France. Ce serait une bien lourde charge au moment actuel. Est-il capable de la porter?

— Je vous le garantis, il est de première force, et, d'ailleurs, nous autres, ses oncles, ne lui marchanderions pas un bon coup de main. Essayez toujours.

— Vous me la baillez belle! un roi n'est pas un serviteur ordinaire que du jour au lendemain on puisse casser aux gages. Pour le renvoyer, il faut une révolution qui entraîne toujours l'effusion du sang, des désordres, des convulsions, et, dans l'état de faiblesse où je me trouve, une révolution pourrait bien me coûter la vie.

— Mon neveu, madame, sera fidèle aux sages traditions de la famille, et vous assurera tel état de choses qui fera sécher d'envie toutes les nations de l'Europe. Le gouvernement constitutionnel, comme nous l'entendons nous autres, est ce que la sagesse humaine a inventé de plus parfait pour le bonheur et la prospérité des peuples. Nous avons adopté pour devise le sage précepte d'Horace : « *In medio tutissimus ibis.* »

— En langage ordinaire, ce n'est autre chose que le juste milieu, n'est-ce pas ? Il y avait même, je crois, une chanson populaire qui célébrait la vertu de ce régime.

— Précisément.

— Je ne sais; mais ce régime, qui constamment nage entre deux eaux, et flotte entre le zist et le zest, ne convient guère à mon tempérament ; une politique plus résolue, plus tranchée, serait bien mieux mon affaire.

— Ah! madame, jamais dans votre longue carrière vous ne fûtes aussi heureuse que sous la sage conduite de mon vénéré père.

— Ha!..... vraiment j'oublie un peu ; j'ai eu

de gouvernements une telle ribambelle qu'ils sont un peu confondus dans mon esprit. Tâchons de nous ressouvenir ; et, au cas où ma mémoire me servirait mal, vous auriez la bonté de me remettre sur la voie.

— Très-volontiers.

— Pour commencer, l'abandon de l'héroïque Pologne, ma sœur chérie, alors qu'elle se sacrifiait si noblement pour moi, ne fit pas bien augurer de la politique étrangère de Louis-Philippe.

— Peut-être ; mais, en revanche, le secours donné à votre bonne petite voisine, la Belgique, a dû vous faire plaisir.

— C'est là un bon point pour vous, certainement ; mais aussi, que de mauvais ensuite ! La question d'Orient, par exemple, où l'Angleterre nous joua par-dessous la jambe. Ah ! c'était un sanglant affront que ce traité de Londres, où je fus mise, sans cérémonie, hors du concert européen ; ce qui n'empêcha pas votre père de courtiser cette cauteleuse Albion, qui m'avait joué ce vilain tour. Qu'y gagna-t-il? De nouveaux outrages tout aussi indignement endurés. Il m'en vient encore la rougeur au front, quand je pense à ce brave et énergique Dupetit-Thouars désavoué, et à ce méchant missionnaire droguiste Pritchard indemnisé par moi. En somme, la politique étrangère du roi-citoyen ne fut pas digne de la France. Cette entente cordiale surtout, achetée par tant d'humiliations, répugne à mes sentiments et à mes traditions. Est-ce que, d'aventure, il saurait y avoir des relations cordiales avec une voisine sans cœur? N'avez-vous pas vu l'attitude indigne qu'elle a tenue durant mes derniers désastres, et cela, après une longue alliance, de ma part fidèlement, loyalement observée? Non contente de ne point intervenir en ma faveur, elle a encore empêché les autres de le faire; que dis-je? elle a même applaudi à mes défaites, elle a complimenté officiellement le roi Guillaume de ses victoires sur moi, elle a permis à la Russie de déchirer le traité qui m'a coûté tant de sang et de sacrifices. La jalouse Albion ne m'a jamais pardonné le secours que je lui ai donné au champ d'Inkermann, et elle a, de plus, sur le cœur la grande victoire industrielle que j'ai remportée à la dernière exposition de Paris. Non, tenez, si vous ne renoncez pas à cette alliance hors nature, rompons là, et qu'il ne soit plus question de votre neveu comme compétiteur à la couronne de France.

— Qu'à cela ne tienne, madame, nous ferons

taire nos sentiments dynastiques pour nous conformer aux vôtres... Maintenant, quant à ce qui est de la politique intérieure, elle doit, du moins, vous satisfaire, et amplement, offrant l'ordre à l'unisson de la liberté, chose si rare à voir, et qui demande un tact et une habileté hors ligne.

— M'est avis qu'il en faudrait rabattre, et pas mal, ne vous en déplaise. Le règne de Louis-Philippe fut l'âge d'or de la haute bourgeoisie, qui se partagea tout à son aise le gâteau gouvernemental, et se jeta sur les places, les gros salaires, les sinécures, les monopoles avec une voracité dont le poëte Barbier a fait un tableau saisissant dans « *La Curée.* » Avec une classe aussi avide au pouvoir, quoi d'étonnant que la corruption fût à l'ordre du jour, et que l'intérêt matériel fût l'engin le plus puissant de gouvernement. M. Guizot avait beau vouloir pallier cela et dire aux électeurs : « Vous sentez-vous des hommes corrompus? » il n'est pas moins constant que les élections parlementaires se faisaient sous une pression déloyale, corruptrice; et si l'on ne se sentait pas corrompu, c'est que les consciences avaient atteint un degré alarmant d'élasticité. A tout dire, il me semble que le gouvernement constitutionnel est, de sa nature, essentiellement corrupteur, par la raison que voulant au moins conserver les apparences de la liberté, il est obligé d'avoir recours aux moyens de corruption pour remplacer, en quelque sorte, les mesures de répression. Voyez plutôt l'Angleterre.

—Vous êtes envers ce régime d'une sévérité...!

— Et pas moins, je n'ai pas encore tout dit, et n'ai point fait mention de nombre de faits scandaleux dénotant à quel point d'immoralité en étaient les hautes classes : la condamnation du général Brossard, entachant l'administration de la guerre; le procès de Rochefort, incriminant celle de la marine; l'affaire de Gouhenans, qui entraîna la condamnation de M. Teste, ministre des travaux publics; celle du général Despans-Cubières, ex-ministre de la guerre, et celle de M. Parmentier, administrateur de la Société; le procès de M. de Praslin, un pair de France, meurtrier de sa femme; le suicide de M. Bresson, ambassadeur à Naples, et tant d'autres drames qui eurent lieu dans les dernières années de ce règne, toutes choses qui démontrent le résultat d'un régime démoralisateur.

Notez bien que je n'ai pas mentionné la tragédie de Saint-Leu, qui, dès le début, projeta son ombre sinistre sur la famille royale, et ce, par la faute de Louis-Philippe, qui recevait à la cour cette aventurière anglaise, la baronne de Feuchères. Et lorsque le peuple demandait à grands cris une réforme nécessitée par la condition sociale et politique du pays, votre père s'y refusa obstinément, et ainsi provoqua la catastrophe qui mit son trône en pièces.

— Ce sont les républicains qui, par leurs sourdes manœuvres, ont miné le trône constitutionnel, et, par là, ont amené toutes les infortunes qui ont fondu sur vous depuis lors.

— A la bonne heure! Votre cousin Chambord met sur le compte de la démocratie tous les crimes, toutes les calamités de mon histoire; vous faites à peu près de même, et je gagerais que tout à l'heure M. de Sedan attribuera aux républicains ses stupides bévues et ses ignominieuses défaites. Je vois qu'avec vous autres, messieurs, cette pauvre démocratie joue le rôle de l'âne dans la fable des *Animaux malades de la peste*...

Un grand bruit de fanfare lui coupe la parole ; c'est le héros de Sedan qui, impatienté d'attendre, s'est mis en marche avant d'en avoir reçu le signal. La France tourne la tête de ce côté ; il lui échappe un geste qui exprime à la fois le dégoût et la dérision à la vue de la procession impérialiste.

C'est, en vérité, un attirail des plus insolites,

et s'il y a matière à rire, il y a aussi, et plus encore, matière à soulever le cœur. Nombreuse est la musique, et variés les instruments; depuis la grosse caisse jusqu'à la serinette, tout s'y trouve; jamais ne s'est entendu pareil charivari.

A l'unisson de la musique est le cortége, un ramassis de ce qu'il y a de véreux dans toutes les professions. Il n'y a guère à choisir; si clairsemés sont les honnêtes gens fourvoyés là-dedans, que l'on n'a qu'à avancer la main, on est presque sûr de la mettre sur quelque homme en odeur d'imbrobité. Le drapeau du second empire, porté par son invincible champion, Paul de Castagnac, flotte impudemment là-dessus, encore tout maculé de taches sanguinolentes, comme au lendemain de Sedan. On a bien employé tous les produits chimiques connus pour en oblitérer les traces ignominieuses, rien n'y a fait; ces sortes de taches-là défient les savons les plus efficaces.

En tête du cortége, on voit un nez géant accroché à une moustache colosse, des yeux éteints, des joues boursouflées, et un front étroit ombragé d'un faux toupet. Cette caboche se trouve plantée sur un corps, un quasi-cadavre ployé en deux, qui tomberait en pièces immanquablement, n'était que le docteur Nélaton a mis tout son art à en cimenter et rejointoyer les parties. Le personnage, ainsi accommodé et raccommodé, est l'auguste héros de Sedan. Pour surcroît de précaution, il est encore soutenu par trois maréchaux de l'empire, trois héros capitulards à la façon de leur maître, Bazaine, à droite, Canrobert, à gauche, et Lebœuf par derrière. Étayé de la sorte, s'avance Napoléon le Petit, avec toute la majesté que comporte la gêne de sa position.

L'aigle de Boulogne est là, perché sur l'épaule de son maître, et tenant en son bec un morceau de charogne. Cet oiseau-là fait fi de la viande fraîche, et fait ses délices de la chair putréfiée ; c'est le symbole vivant du Bas-Empire français.

A côté de son père marche l'ex-enfant de France, tenant à la main la fameuse balle ramassée sur le champ de bataille de Saarbrück. L'Auvergnat Rouher l'accompagne, et, pour le moment, remplit les fonctions de Mentor auprès de ce petit Télémaque, à la recherche d'un empire.

A quelque distance suit l'ombre du *Gaulois*, récemment immolé sur l'autel de la patrie.

De tout ce ramassis s'exhale une odeur nauséabonde, composée de toutes les corruptions possibles, à tel point que la France, déjà souffrante, est près de tomber en syncope, et que les orléanistes, pas bien délicats pourtant en fait d'odeurs, reculent à distance, à l'effet de ne pas être asphyxiés.

Voyant approcher l'homme du coup de Jarnac en pareil équipage, la France est prise d'un sentiment indicible, à la pensée qu'elle a été assez aveugle pour lui confier sa santé, dix-huit années durant.

—Et voilà, dit-elle, voilà le misérable saltimbanque, le prince d'industrie par qui je me suis laissé séduire, auquel je me suis livrée sans garantie aucune, et qui a abusé de ma stupide confiance, pour me traîner d'ignominie en ignominie, jusqu'au fond de l'abîme. Sur mon âme ! c'est à en mourir de honte. Finissons-en promptement avec lui ; sa vue odieuse me rappelle toutes mes infortunes et fait saigner à nouveau toutes mes blessures.

Arrivé devant la victime de son ineptie et de ses forfaits, l'ex-majesté la regarde avec une assurance que seule peut lui donner l'absence totale de sens moral qui le distingue.

— Madame, dit-il, me voici prêt à me justifier et à confondre les atroces calomnies dont on a cherché à noircir ma conduite à vos yeux.

— Vraiment, votre justification doit être curieuse à entendre. Parlez, et soyez bref.

—Il n'y a pourtant rien de plus simple et de plus

véridique. J'ai été la victime des républicains; ce sont eux qui, par leur opposition factieuse, ont bouleversé mon gouvernement et amené la catastrophe finale.

— A merveille! c'est précisément à quoi je m'attendais. Mais, détrompez-vous à mon égard, je ne suis plus cette France qui, dans un moment de folie inconcevable, vous confia sans réserve son coffre-fort avec le soin de ses destinées. Mes désastres m'ont ouvert les yeux, Dieu merci! et vous m'apparaissez aujourd'hui dans toute l'ineptie et la hideur de votre nature. Vous êtes un sanglant histrion, un faux césar qui n'a même pas le courage physique pour jeter un peu de lustre sur ses vices et ses forfaits; vous êtes le seul des souverains français qui ait manqué de bravoure sur le champ de bataille, et votre règne sera la plus honteuse page de mon histoire.

— Ah! madame, vous êtes ingrate envers celui qui vous a sauvée une fois, et qui vous sauverait de nouveau, si....

— Assez.... j'ai à faire savoir ma décision à ces messieurs qui attendent.

Sur un signe de la France, les deux branches bourbonnes, aînée et cadette, se rapprochent d'elle, Chambord, dont l'organe est plus délicat que celui de son cousin d'Aumale, se tenant aussi éloigné que possible de la sentine bonapartiste.

— Messieurs, commence la France, quand je vous ai invités à vous présenter devant moi, je m'imaginais que peut-être l'adversité aidée de la réflexion vous aurait ouvert les yeux sur vos errements, et vous aurait indiqué la véritable route à suivre dans la conduite d'une grande nation. Mon illusion a été de courte durée, et je vois que les uns, comme les autres, vous n'avez rien oublié ni rien appris, ou plutôt, vous avez oublié seulement ce qu'il importait surtout de se bien rappeler, les fautes, et, il faut bien le dire, les crimes de vos dynasties. Cela étant, ce serait sottise, ce serait folie à moi que de mettre derechef entre vos mains la direction de mes destinées. Tous vous m'avez conduite par des voies plus ou moins semées de précipices, de chausse-trapes et de trébuchets, où j'ai fait d'effroyables chutes, et d'où je me suis retirée, la vie sauve, il est vrai, mais meurtrie, déchirée, quasi morte. Je suis résolue à m'engager dans une route plus sûre. Vous pouvez donc vous considérer, dès ce moment et à jamais, en disponibilité. La royauté est morte en France, ce sont les rois qui l'ont tuée.

Les prétendants poussent les hauts cris. Le tumulte apaisé, la France reprend :

— Il est de coutume dans les grandes maisons, quand un vieux serviteur est congédié, de lui assurer des moyens d'existence par une pension annuelle. Mais vous autres, messieurs, avez si bien pris soin de vos intérêts matériels, que ce serait, de ma part, stupide générosité que d'agir de la sorte. Tous vous avez, qui plus, qui moins, plongé sans gêne vos mains dans mes poches, et ce, si bien qu'aujourd'hui elles sont vides, mes poches, s'entend, et que pour me dépêtrer des dettes où vous m'avez jetée, il me faut recourir à de gigantesques emprunts. Longtemps encore, grâce, en particulier, à M. de Sedan, j'aurai à travailler pour le roi de Prusse.

Maintenant, permettez-moi, messieurs, de finir par un brin de conseil. Vous, monsieur de Chambord, cessez de m'inonder de vos sempiternels manifestes. Vous, monsieur d'Aumale, ne coulez plus votre or dans la bouche et les oreilles de mes fils. Vous, monsieur de Sedan, ne cherchez plus à corrompre mon armée, où j'ai tant besoin de faire renaître la discipline, à l'effet de réparer les désastres dont vous êtes l'auteur. Tous enfin, soyez meilleurs fils que vous ne l'avez été, et tâchez de vous amender en vous livrant comme simples particuliers, à quelque honorable et salutaire occupation. Allez et ne péchez plus.

Sur ce, les prétendants déconfits se retirent, chacun de son côté, et dans des attitudes caractéristiques. Chambord, pendant que son orgue joue le *De profundis*, s'enveloppe tristement dans son drapeau comme dans un linceul. Les d'Orléans se consolent en faisant sonner leurs sacs d'écus. M. de Sedan, n'étant plus soutenu par ses maréchaux qui l'abandonnent, se disloque et tombe en plusieurs morceaux, jambes d'ici, bras de là. A cette vue, son cortége de se sauver à toutes jambes ; et son fils, resté seul à ses côtés, de se lamenter et de jeter les hauts cris.

Ainsi finissent ces trois dynasties, qui ont tour à tour, tant bien que mal et plutôt mal que bien, gouverné la France.

Ayant de la sorte envoyé messieurs les prétendants planter leurs choux, la France respire plus librement, comme si elle venait de secouer un oppressant cauchemar, et s'adresse à elle-même le petit discours suivant :

— Enfin, j'ai secoué, à jamais loin de moi, ces tyrans parasites qui, tout en dévorant ma substance, entravaient mes généreux mouvements, et me voilà libre de suivre à ma guise mes glorieuses destinées. Si j'ai été vaincue et suis réduite à cet état de faiblesse, c'est que, sous la pression monarchique, j'avais négligé les immortels principes de 1789, et avais enrayé le char de la démocratie. Oui, la liberté seule est capable de faire des hommes, et sous son influence vivifiante, je serai avant peu d'années à même de reconquérir ma place et de briser les fers des deux filles chéries qui gémissent sous le joug odieux des Teutons. La République actuelle laisse beaucoup à désirer sans nul doute, mais du moins est-elle susceptible de s'améliorer, et cela sans révolution ni violente secousse. Sachons patienter un peu. Ces réactionnaires, qu'un instant de folle panique a portés à la législature, disparaîtront poussés par la libre action du suffrage universel qui va s'éclairant tous les jours, et alors je me donnerai une vigoureuse impulsion en avant sur le chemin du progrès et de la liberté. Vive la République !

JEAN-JACQUES DAUPHIN.

Typ. Rouge frères et Cie, rue du Four-Saint-Germain, 43.

EN VENTE CHEZ TOUS LES LIBRAIRES DE FRANCE

Et aux librairies ANDRÉ SAGNIER, carrefour de l'Odéon, 7 et DÉCEMBRE-ALONNIER, rue Suger, 20, à Paris.

La confédération française, *forme nouvelle de gouvernement*, par Edmond THIAUDIÈRE. 1 vol. in-12.. 2 fr.

Les deux Républiques, *Louis Blanc et Gambetta*, par ED. DOUAY. 1 vol. in-12.......................... 1 fr.

M. A. Thiers, par H. C. de S***, député; broch. in-8 illustrée.. 1 fr.

L'impôt sur les Célibataires. — **Pétition d'un bossu** à l'Assemblée Nationale. 1 vol. in-18.............. 60 c.

Châteaudun. — 18 *octobre* 1870 — par Ed. LEDEUIL, lieutenant-colonel aux francs-tireurs de Paris-Châteaudun. 1 vol. in-8 avec plan.............................. 3 fr.

Dialogue aux enfers entre Charles X et Philippe Ier, par UN CONTEMPORAIN. 1 vol. in-12... 60 c.

La loi Dufaure et l'Internationale, par le vicomte de SAHUZAC; broch. in-8.............................. 50 c.

Le coup d'État de Paris — *La Commune et Versailles.* —Essais de psychologie politique, par Ed. DOUAY. 1 petit vol. in-12.. 1 fr.

La Commune sanglante, ou le *legs incendiaire*, par le comte ALFRED DE LA GUÉRONNIÈRE. 2e édition, 1 joli vol. in-12.. 3 fr.

République ou Orléanisme! par Pierre QUANTIN. 1 vol. in-12.. 1 fr.

Le Contrat social de l'avenir, suivi d'un *projet de Constitution du peuple français*, par P.-Ch. JOUBERT et A. SAGNIER; br. in-8.................................. 50 c.

Catéchisme du bon républicain, par E. BOURSIN; broch. in-18 .... 20 c.

Lettre à mon député, par *le même*.............. 20 c.

Les d'Orléans, par SEMPRONIUS; broch. in-18.... 20 c.

Cahier d'un Paysan, étude sur la France....... 20 c.

Les Scandales du Bonapartisme, par SEMPRONIUS, in-18.. 20 c.

Cours d'histoire du père Gérard, 1789-1872, 12 petits volumes in-18 à .... 20 c.

La liberté anglaise mise à nu, par Jean-Jacques DAUPHIN, racontant à son ami *Guillaume Tell* ses aventures chez son fidèle allié *John Bull*. 1 vol. in-12........ 2 50

Histoire de l'Internationale, par UN BOURGEOIS DE PARIS. 1 fort vol. in-12............................ 3 fr.

Typ. Rouge frères et Cie, rue du Four-Saint-Germain, 43.

www.ingramcontent.com/pod-product-compliance
Ingram Content Group UK Ltd.
Pitfield, Milton Keynes, MK11 3LW, UK
UKHW021938200726
13855UKWH00007B/1447

9 782012 98772